TRAITÉ DE TOILETTE.

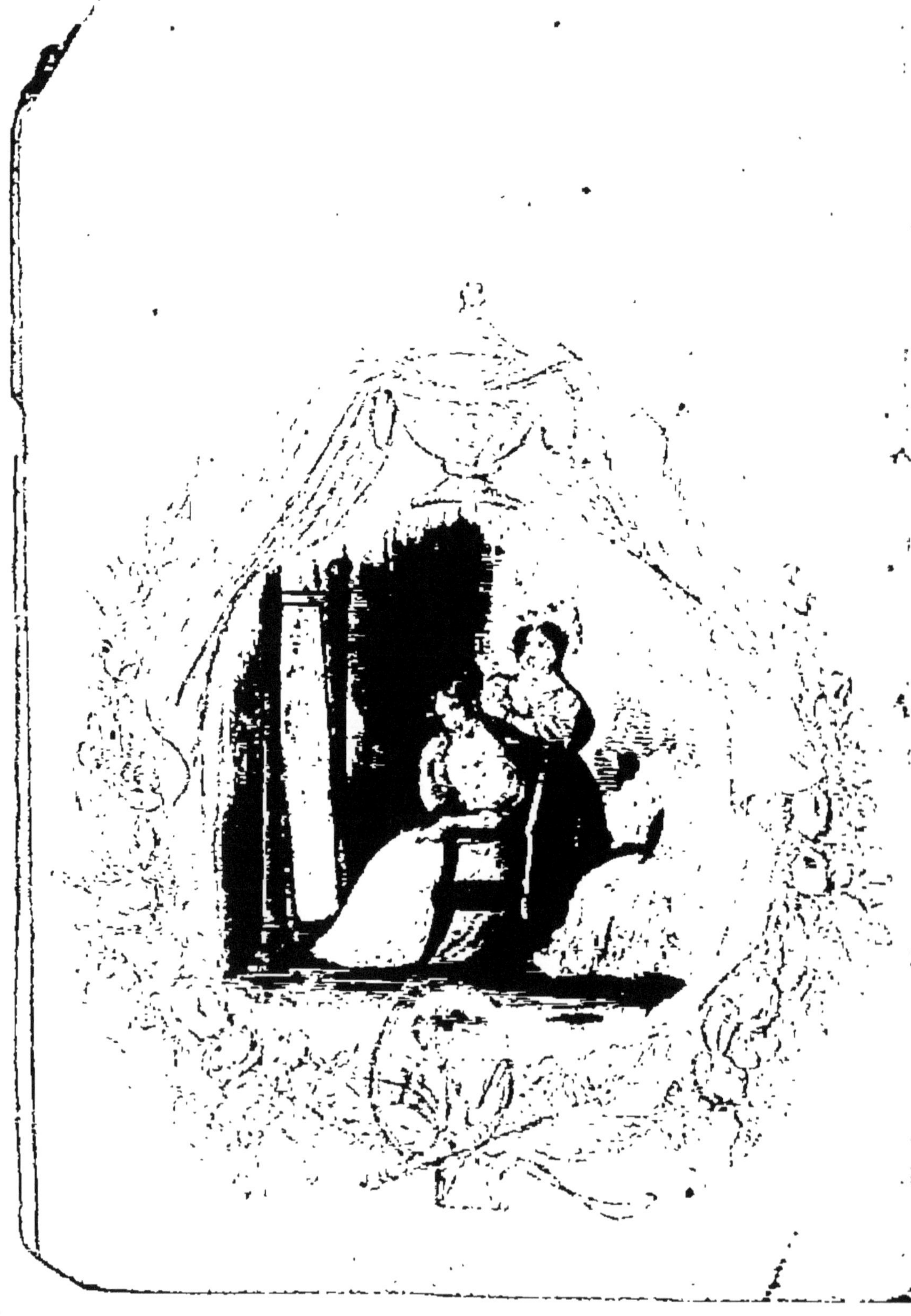

Traité

DE

TOILETTE

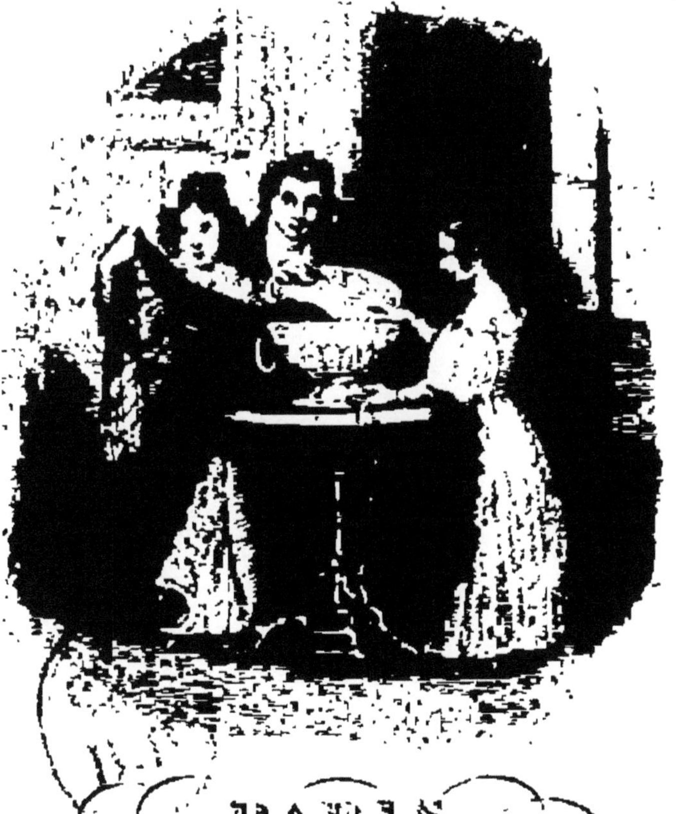

PARIS.

Constant Chantpie éditeur.

Rue St Denis, N° 360.

TRAITÉ

DE TOILETTE

A L'USAGE

DES DAMES.

PAR Mme ÉMILE M. DE S.-H***

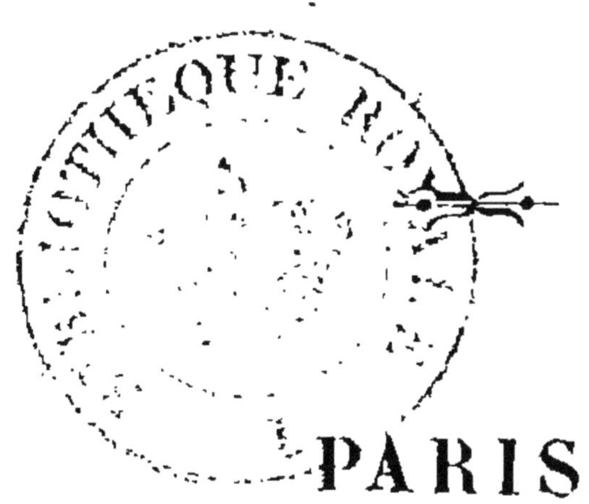

PARIS.

CONSTANT-CHANTPIE, ÉDITEUR,

RUE SAINT-DENIS, N° 330.

1835.

Qui distingue les peuplades sauvages des nations civilisées? — La toilette.

Qui marque les différens degrés de civilisation parmi les nations? — La toilette.

{La toilette sépare les peuples, plus encore que les frontières; elle subdivise les nations entr'elles. Une Lapone ne s'habille pas comme une Française; la femme d'un chef Hottentot n'a rien de commun avec la femme d'un banquier de Paris.

De même que la civilisation a ses degrés, la toilette a ses cathégories, car l'art de se vêtir, de se soigner de *s'entretenir* (si je puis m'exprimer ainsi) est aujourd'hui une science.

Et cette sience, nous l'avons divisée, dans ce petit traité, en cinq parties.

Dans la *première*, nous avons considéré la toilette sous le rapport de l'ordre et de la santé ; c'est-à-dire , la manière d'embellir, d'entretenir la peau, les cheveux, les dents, les mains, etc.

Dans la *seconde*, nous avons envisagé la toilette simplement sous le rapport de l'élégance, en indiquant le choix le mieux approprié aux vêtemens en général, selon les saisons , les circonstances et la position de fortune.

Quant à la *troisième* , elle a pour objet d'enseigner les différentes manières de se parer pour un bal, une assemblée, un repas, un mariage, etc. etc.; les parures qui doivent distinguer la jeune fille de la femme raisonnable; le rapport qui existe entre les couleurs, l'âge, la figure , la taille et même le caractère, en donnant quelques conseils sur l'usage et l'entente des deuils.

La *quatrième partie* est consacrée au choix des appartemens, à leur entretien et à leur salubrité, et aux convenances à observer dans l'ordonnance d'un mobilier.

Enfin , sous le titre *d'appendice* , nous avons consacré une *cinquième partie* à l'économie de la toilette , en traitant de tous ces petits secrets et en donnant la clef de cette foule de recettes aussi simples que peu dispendieuses, qui tendent non seulement à conserver et à entretenir la beauté, mais encore à conserver et à entretenir les vêtemens, le linge, les bijoux, besoins de première nécessité, dont nos mœurs ont fait aujourd'hui une occupation aussi utile qu'agréable.

Heureux si nous avons pu réussir dans notre entreprise.

TRAITÉ DE TOILETTE.

PREMIÈRE PARTIE.

I. — DES BAINS ET DE LA PROPRETÉ EN GÉNÉRAL.

Si la toilette exige que les soins de la propreté surtout, soient mis en rapport avec l'âge, le tempérament et le sexe, l'hygiène veut aussi que ces soins diffèrent selon les lieux, les saisons et les températures.

De tous les soins qu'exige la toilette, le plus agréable, le plus naturel, le plus simple, le bain, en un mot, est celui qui exerce l'influence la plus immédiate sur la santé.

Le bain fait éprouver un bien-être qui peut suffire pour en faire apprécier les bienfaisantes vertus. En débouchant les pores, il accélère la circulation, facilite et augmente la transpiration. Il agit immédiatement sur la peau en enlevant, pour ainsi dire, les écailles qui couvrent l'épiderme de notre corps.

Les effets du bain sont différens suivant le degré de chaleur ou de froid de l'atmosphère; lorsqu'on en sort, les précautions qu'on doit prendre diffèrent selon la température. La chaleur distend le corps; le froid, au contraire, le resserre.

Les bains froids sont toniques; mais il faut que l'immersion soit complète et subite. Il peut être dangereux d'entrer lentement dans un bain froid ; lorsqu'on n'y pénètre que graduellement, le froid refoule la chaleur vers les extrémités, le cerveau, par exemple. En général, si le bain froid est favorable à la jeunesse dont il fortifie le tempérament, il ne convient ni à la vieillesse, ni aux constitutions faibles, ni aux poitrines délicates, parce que la réaction ne pouvant s'opérer, la chaleur ne se rétablit que difficilement.

Lorsqu'on veut prendre un bain froid, il faut absolument que le corps soit reposé, que la digestion soit entièrement faite, et que la transpiration ne soit pas excitée par la marche. Quand l'eau se trouve à une douce température, on peut y rester une demi-heure, trois quarts d'heure, mais jamais plus d'une heure.

Au sortir du bain, on doit avoir la précaution de s'essuyer et de se frictionner tout le corps afin d'enlever l'humidité et surtout de débarrasser la peau des parcelles qui s'en détachent par l'action de l'eau.

Si l'on se sentait refroidi, il faudrait sur le champ rappeler la chaleur en se frottant avec de l'eau de Cologne ou tout autre spiritueux; et pour rétablir entièrement la transpiration, faire un exercice modéré.

Il est prudent de s'abstenir de manger immédiatement en sortant du bain, parce que la chaleur se reportant du centre aux extrémités, laisse les organes digestifs dépourvus d'une partie de la force nécessaire pour s'acquitter de leurs fonctions.

Si les bains froids conviennent aux femmes d'un tempérament sanguin, ou douées d'embonpoint, ils peuvent être nuisibles à celles disposées à la maigreur. En général, ils conviennent peu aux personnes habituées à une vie molle et sédentaire, et par prudence elles ne doivent en prendre que lorsqu'ils leurs sont prescrits.

Les bains chauds augmentent la transpiration ; ils la rétablissent si elle est supprimée, et ramolissent les fibres. Il faut régler leur usage sur l'état de la santé ; pris trop fréquemment ils affaiblissent, épuisent et prédisposent aux rhumes.

Pour les bains tièdes ou chauds, il ne faut pas autant de précautions que pour se plonger dans l'eau froide ; mais celles à prendre sont plus nécessaires à la sortie.

Après avoir pris un bain chaud, il faudrait pouvoir se mettre au lit, bien entendu après s'être essuyé complètement avec des linges secs et chauds; car ce qui cause de fréquentes maladies, c'est de s'exposer à l'action de l'air extérieur.

Règle générale : il faut se reposer *avant* le bain froid et *après* le bain chaud.

Un soin trop souvent négligé, au sortir du bain, dans l'intérêt de la santé, ce sont les frictions : l'usage de la brosse à frictionner ne compromet point la peau et la dégage des petites pellicules écailleuses que l'eau à soulevées. Si l'on ne peut se coucher après le bain, il faut prendre un peu d'exercice; on ressentira immédiatement les effets de cette précaution, et la peau en retirera d'inappréciables avantages.

Dans les climats très-froids, les bains de vapeur servent à exciter la transpiration lente et rare. Dans les régions tempérées, les bains tièdes sont nécessaires pour détacher de l'épiderme les molécules émanées du corps. Dans les temps humides, les frictons sèches sont plus convenables. Enfin, dans les climats chauds, la transpiration étant presque continuelle, les bains à un degré inférieur à celui de l'air atmosphérique y sont indispensables pour rétablir l'équilibre dans les humeurs et calmer leur effervescence habituelle.

Si les localités, ou tout autre cause, ne permettaient pas de prendre des bains entiers, il faudrait y suppléer par des lotions à l'eau chaude ou froide, selon la saison; elles ne procureront peut-être pas tous les avantages hygiéniques du bain; mais elles suffiront à l'entretien de la peau.

II. — DE LA PEAU.

La beauté est toujours bonne à conserver à tel âge que ce soit.

Il faut éviter autant que possible d'augmenter sa laideur (lorsque la nature ne vous a pas favorisé).

La beauté reçoit un nouvel éclat de la propreté, de l'ordonnance et du soin qui règnent dans l'ensemble d'une toilette.

On se fait à la laideur ; à la négligence, jamais : la beauté a pour base la jeunesse et la santé, une hygiène bien entendue peut seule prolonger l'un et assurer l'autre.

La blancheur et *l'animation* constituent la beauté de la peau ; les procédés les plus simples la conservent dans tout son éclat. Il faut donc bien se garder de faire usage de cette foule de cosmétiques dont l'acidité et les sels minéraux for-

ment la base. Leur emploi, essen-
tiellement dangereux, occasionne
quelquefois de graves accidens.

Pour les jeunes personnes, rien
de mieux que l'eau fraîche, dans
laquelle elles peuvent ajouter quelques gouttes d'eau de Cologne. Le
seul soin qu'elles doivent avoir est
de ne pas exposer au grand air leur
visage encore mouillé.

III. — DE LA TÊTE ET DE LA CHEVELURE.

Le plus bel ornement de la tête
est sans contredit la chevelure. Aussi
exige-t-elle des soins indispensables et quotidiens.

Dès le saut du lit, il faut s'essuyer
la tête avec un linge sec; démêler
ses cheveux, les passer au peigne fin
et les brosser. De cette manière, ils
seront souples et brillans sans avoir
besoin d'employer plus d'une ou

deux fois par semaine, l'huile anti-que en très petite quantité.

La pommade vulgaire (c'est-à-dire commune) doit être à jamais bannie de la toilette, en hiver surtout.

Néanmoins, c'est une chose fort disgracieuse et quelquefois même douloureuse, que d'avoir dans les cheveux ce qu'on appelle des *épis*; pour les éviter, il suffit souvent d'avoir le soin, avant de se coucher, de passer le peigne dans ses cheveux et de mettre son fichu, ou son son bonnet de nuit, de manière à ce qu'ils se trouvent couchés dans leur sens naturel.

Rien de plus pernicieux que de passer ses cheveux au fer chaud.

Une personne qui entend bien l'économie de sa coiffure, doit se faire couper le bout des cheveux tous les quinze jours. Cette précaution les empêche, non seulement de devenir fourchus, mais elle leur donne de la force et de la souplesse tout-à-la-fois.

Les cheveux secs et rudes se hérissent et exigent d'être souvent graissés; dans ce cas, beaucoup d'huile devient nécessaire.

Les cheveux naturellement gras veulent être souvent lavés avec une petite dissolution de savon épuré et parfumé.

Chaque jour il faut au moins essuyer une fois ses cheveux, avec de la flanelle après le avoir passés au peigne fin et brossés avec une brosse douce.

Les personnes dont les cheveux sont remplis d'une petite pellicule blanche qui se détache de la tête, auront besoin de se servir d'un morceau de crêpe.

Quand vous remarquerez que vos

cheveux sont un peu graisseux, poudrez-les le soir d'un peu de poudre d'iris de Florence. Cette poudre, d'un jaune très clair, laisse un peu cette teinte sur les cheveux, mais après s'être peigné deux ou trois fois et servi du morceau de crèpe, elle disparaît entièrement. Mais si après un long voyage ou une maladie les cheveux ont besoin d'un nétoyage plus complet, faites ce que vous feriez pour enlever les taches sur de l'étoffe : prenez un jaune d'œuf cru, étendez-en une partie sur la main et passez-la à plusieurs reprises dans les cheveux. En les peignant au peigne fin, l'œuf détachera toutes les parties hétérogènes qui se trouvent dans la chevelure, et elle y gagnera un lustre et un éclat que nul autre soin, ou même l'emploi d'un cosmétique quelconque, ne sauraient lui procurer.

IV. — DES YEUX.

La beauté de l'œil tient moins à sa forme et sa couleur, qu'à son expression naturelle.

L'affectation dans le regard fait perdre tout le charme d'un coup d'œil aux plus beaux yeux du monde ; comme rien n'est plus déplaisant que ce qu'on appelle la *mignardise*, on doit toujours regarder franchement son interlocuteur.

Il faut établir une grande distinction entre les mauvais et les vilains yeux. La faiblesse dans les uns n'est qu'une infirmité ; mais les yeux durs, faux ou obliques sont des indices certains d'insociabilité.

Un travail assidu, la fatigue, les veilles, les spectacles, même un trop long sommeil, ternissent les yeux et les font paraître cernés ; il n'y a d'autre remède à opposer à

cela que le repos. Toute lotion phar-
maceutique peut être dangereuse,
et l'eau fraîche administrée matin
et soir, en lotion, suffit pour leur
donner de l'éclat.

V. — DE LA BOUCHE ET DES DENTS.

Si les yeux sont le miroir de
l'âme, la bouche peut être regardée
comme l'interprète du cœur.

La bouche est de toute la partie
du visage la plus gracieuse, la plus
expressive ; autour d'elle viennent
se jouer la gaîté, la bouderie, l'en-
jouement : rien de plus séduisant,
de plus enivrant qu'un gracieux
sourire.

Une bouche trop petite est peut-
être plus désagréable qu'une bouche trop grande, en ce qu'elle
semble grimacer davantage. Sa
beauté vient de son rapport avec

les autres traits du visage. Si l'on ne peut en corriger la forme, il faut au moins ne pas l'enlaidir par l'affectation ou le défaut de soins.

Ovide enseigne l'art de rire avec grace; il faut avant tout rire avec naturel. Les femmes, et surtout les jeunes personnes, n'imaginent pas tout ce qu'elles perdent en cessant d'être naturelles.

C'est une grande erreur de penser qu'en mordant ou en mouillant ses lèvres on en augmente la fraîcheur ou l'éclat; cette habitude, au contraire, les fane et les couvre de gerçures, en hiver surtout.

Les dents sont l'ornement de la bouche; elles sont de première nécessité à la santé pour la mastication. Elles réclament nos soins de depuis l'instant de notre lever jusqu'au moment de nous mettre au lit.

C'est toujours d'une brosse douce et pressée, montée sur trois rangs, dont on doit se servir pour se nétoyer les dents. Le frottement doit toujours être dirigé en sens vertical.

Il faut se défier de ces opiats, de ces poudres dentifrices, qui rongent l'émail des dents et les déracinent.

Quelques gouttes d'eau-de-vie de Gaïac, *d'eau de Pyrèthre* (1), ou de *Cologne*, dans un verre d'eau, donnent de la fraîcheur à l'haleine.

Les cure-dents de plume sont préférables à ceux en or, en ivoire ou en bois. Il faut bien se garder de l'habitude assez commune de se ser-

____

(1) De la composition du docteur Braconnot, chirurgien dentiste, *place des Victoires, n° 10.*

vir d'épingles ; si l'on veut conserver cette belle denture qui a quelque chose de si séduisant et de si rare à la fois.

Il est important d'éviter de mettre alternativement les dents en contact avec des corps trop chauds ou trop froids. On dit vulgairement : *ôter un écu de la poche du médecin* lorsqu'on boit aussitôt après avoir mangé le potage : on devrait plutôt dire que cette habitude met un écu de plus dans la *poche du dentiste ;* car assurément, pour peu que l'on suive cet usage, on ne doit pas tarder à avoir recours à son ministère.

Les gargarismes émolliens et les bains de pied font cesser l'engorgement des gencives. Aussitôt qu'on s'aperçoit qu'une dent se carie, il faut la faire visiter par un habile dentiste ; pour éviter que la carie ne se communique à la dent qui l'avoisine, il faut qu'elle soit limée.

LE DICTIONNAIRE DES SCIENCES MÉDI-CALES indique comme étant propre à l'entretien de la bouche, l'esprit de cochléaria et l'eau-de-vie dans laquelle on a fait infuser du gaïac. Les élixirs dans lesquels on fait entrer la Pyrèthre, la Menthe et le Girofle n'ont rien que de salutaire; mais on doit généralement rejeter les acides, dont l'action sur les dents ne peut être que funeste; ils les blanchissent en effet momentanément; mais sous quelque nom qu'on les désigne ou qu'on les emploie, leur résultat inévitable est de corroder, de jaunir, d'enlever aux dents leur poli et de finir par les rendre noires s'ils ne déterminent pas leur chute anticipée.

VI. — DU NEZ ET DES OREILLES.

Comme le nez au milieu du visage.

Cette locution proverbiale qui veut désigner un objet en évidence et qui ne peut échapper aux regards, atteste assez de quels soins hygiéniques le nez doit être l'objet. En effet, il est l'organe de l'odorat, et ce n'est qu'en l'entretenant dans un état constant de propreté qu'on peut conserver son exquise finesse.

Soir et matin, il est très salutaire d'aspirer fortement quelques gouttes d'eau fraîche que l'on rejette aussitôt ; cette utile ablution ne saurait être trop souvent renouvelée si l'on prend du tabac.

L'oreille est le chemin du cœur, a dit madame Deshoulières, et c'est pour cela qu'on ne saurait trop blâmer les femmes qui, de tout temps, (et maintenant surtout) se sont appliquées à embellir cette partie de la tête en la surchargeant d'ornemens aussi pesans que disgracieux.

Le premier soin qu'exige l'oreille est de passer derrière un linge sec pour enlever l'humidité produite par la transpiration; car cette humidité se reporterait sur les maxillaires et occasionnerait d'intolérables douleurs. Après s'être lavé les oreilles il faut les essuyer exactement en dedans et en dehors.

C'est avec une extrême précaution qu'on doit se servir du cure-oreille pour ne pas blesser la partie membraneuse délicate du tympan.

Si de légères boucles d'oreilles embellisent cette partie si intéressante des charmes d'une femme, comme nous le disions tout à l'heure, un trop grand poids allonge l'oreille et la déforme.

VII. — DES MAINS ET DES ONGLES.

Rien de plus attrayant que la propreté en général; rien de plus repoussant que la saleté, et même que cette absence du soin qu'on doit apporter à sa personne.

Comme on ne peut prendre des bains tous les jours , il est nécessaire de faire chaque matin ce qu'on appelle une *toilette de propreté.*

On entretient la force et la souplesse dans ses bras, en les lavant le matin , avec de l'eau tiède en hiver et en les frottant vivement et en tous sens.

Il est peu de règles à indiquer pour la tenue des bras. Un laisser-aller doux et naturel leur donne seul de la grâce.

C'est en dansant surtout qu'on doit prêter beaucoup d'attention à la tenue des bras , les mouvemens ont toujours de l'élégance lorsque l'affectation ou une trop grande timidité ne les gêne pas.

Quant aux mains , elles exigent

d'autant plus de soins qu'elles sont toujours en évidence.

Les entournures et les poignets des manches trop serrés, empêchent la circulation du sang et rendent la main rouge.

La pâte d'amande sèche ou liquide rend la peau douce ; mais si l'on a aux mains quelque peu de l'huile qu'on a mis à ses cheveux, ou tout autre corps gras, le savon purifié dégage la main de petites impuretés qui, surtout en hiver, se glissent dans les pores.

L'usage journalier du savon ne convient pas. Lorsqu'on l'emploie, il faut, après s'être savonné et rincé les mains, les savonner de nouveau jusqu'à ce qu'il écume, et s'essuyer ensuite.

Tous les émolliens sont favorables à la main. Cependant, pour les jeunes personnes sujettes aux engelures, l'eau mélangée d'eau-de-vie, raffermit la peau et prévient ce mal opiniâtre et douloureux lorsqu'on l'emploie avant l'époque des grands froids.

L'usage des mitaines ou tout simplement de vieux gants tricotés dont on coupe le bout des doigts, évitent en hiver les gerçures auxquelles les mains sont sujettes; elles sont d'ailleurs assez souples pour qu'on puisse travailler à l'aiguille ou à son piano.

Les ongles, à leur tour, subissent les caprices de la mode ou du goût. On les taille en amandes, et cette manière rend les doigts plus effilés; ou on les coupe carrément comme on les voit à quelques statues antiques. D'autres personnes les taillent tellement pointus que ce n'est pas sans danger d'être égratigné qu'on peut leur donner la main.

Pour éviter que le sang ne s'extravase sous l'ongle, lorsqu'on se donne un coup, il faut broyer quelques feuilles du plantain commun qui croît dans nos jardins, avec un peu de sel blanc et l'appliquer sur l'ongle en forme de cataplasme.

L'eau de scabieuse distillée a, dit-on, la même propriété lorsqu'on en baigne et qu'on en frictionne le doigt malade.

Le citron, ou à son défaut le vinaigre, ont la propriété d'enlever les taches d'encre qu'on se fait au bout des doigts en écrivant.

L'usage habituel du citron, en se brossant les ongles, les rend roses et les dégage des petites saletés qui s'introduisent dessous. Le citron empêche également la *surpeau* de recouvrir l'ongle.

Si l'on se heurte, il faut de suite

se frotter avec de l'eau de Cologne, pour éviter que le sang, en s'extravasant, ne forme une tache bleuâtre.

Lorsque la sécheresse des ongles les racornit, les courbe ou les fait casser, il faut y appliquer pendant la nuit un corps gras, tel que de l'huile d'amandes amères ; cela les polit en même temps.

Si la faiblesse les amolit, employez le cérat fortifiant qui suit : Demi-once d'huile de Lentisque, demi-gros de sel blanc ; de l'alun, de la cire vierge et de la colophane un grain de chaque.

VIII. — DES PIEDS.

Lorsque, au retour du bale, on éprouve une vive douleur à la plante des pieds, un moyen presqu'infaillible de la calmer est de mouiller un morceau de savon blanc avec de l'eau-de-vie et de s'en savonner pendant quelques minutes. Une compresse imbibée d'eau-de-vie ou d'eau de Cologne, posée ensuite sous les pieds, enlève presque subitement la douleur insupportable causée par la danse ou une longue promenade.

X. — HABITUDES HYGIÉNIQUES.

L'hygiène entretient la santé, accoutume le corps à certaines habitudes d'ordre, de propreté et de régime qui, à eux seuls, sont la base de la beauté ; car cet avantage si rare et si précieux tient surtout à la fraîcheur d'un corps sain, à l'influence d'une conscience pure et aux conséquences d'une vie sobre et tranquille. Que de choses ne pourrions-nous pas dire ici sur l'hygiène moral relativement à la beauté et au bien-être ! Mais les bornes que ce petit traité nous imposent ne nous le permettent pas; le bon sens de nos lectrices y suppléera, et nous nous contentons d'indiquer ici les règles les moins indispensables de cette hygiène, dont le principe se trouve pour ainsi dire développé dans chacun de nos petits articles.

I.

Dès qu'on se réveille, il faut se frotter le dessous des oreilles avec un mouchoir de batiste, afin d'enlever les légères sécrétions qui ont pu s'amasser sur cette partie de la tête pendant le sommeil.

II.

Vous vous rincerez la bouche aussitôt que vous serez sorti de votre lit, afin de pouvoir l'entretenir toujours fraîche et que votre haleine ne se ressente pas de la digestion de la veille.

III.

Vous ne poserez jamais vos pieds nus à terre, l'action subite du froid aux pieds peut occasioner de graves accidens.

DEUXIÈME PARTIE.

—

I.— DE LA MISE, OU CHOIX DES AJUSTEMENS.

La manière de s'habiller concourt beaucoup à faire valoir les avantages naturels qu'on possède déjà ou au moins à les simuler lorsqu'on en est privé. Il ne suffit pas d'AVOIR DE BELLES CHOSES, il faut encore qu'elles s'harmonisent entr'elles.

Si la finesse et l'expression sont tout entières dans les traits du visage, c'est dans la taille qu'on trouve la noblesse et ce qu'on appelle la tournure; dans les bras est la grace; la légèreté et l'aplomb sont par conséquent dans les jambes; mais c'est le buste qui donne de l'ensemble au mouvement; là viennent se réunir toutes les parties de la toilette.

Malgré la puissance de la mode, le bon sens et le bon goût doivent parfois modifier ses oracles. La taille, le caractère de la figure, la couleur des cheveux, mettent une si grande différence entre les FEMMES, qu'il serait absurde qu'elles s'habillassent toutes de la même façon.

Ainsi, les nuances qui conviennent aux brunes, vont fort mal aux blondes, bien qu'il y ait quelques exceptions.

Une petite femme dont la beauté consiste dans la gentillesse des traits, dans la souplesse de la taille, ne doit porter, surtout si elle a de l'embonpoint, que des robes sans draperies et sans garnitures; des fichus, ou des pélerines légèrement garnis et des robes de couleur foncée. En général les corsages un peu longs dégagent et amincissent la taille.

Les grandes femmes au contraire ont besoin de robes étoffées et garnies selon le goût du jour. Ont-elles les traits nobles, même un peu sévères? les coiffures HISTORIÉES sont indispensables. Les ruches, les cols montans vont bien, si le cou est long; s'il est court, il faut qu'elles adoptent tout ce qui doit le dégager.

Un manteau très ample, un très grand schal drapant sur les épaules; de larges et riches fourrures; tout cela sied à merveille à une belle femme.

Un front découvert, mais orné d'un bandeau d'or dont les étincelantes pierreries s'élèvent en diadème; de longues boucles d'oreilles; quelques agraffes aux draperies (puisqu'on ne porte presque plus de colliers); un ensemble de parure ÉTOFFÉE, tout cela réuni, a quelque chose de noble et d'imposant qui fait ressortir encore les avantages naturels que possède déjà une grande femme.

Ce qui est léger, au contraire, convient aux personnes dont la taille ne dépasse pas cinq pieds; ainsi, la mode s'y opposât - elle, il y aura toujours de l'harmonie de toilette chez ce qu'on appelle un petit minois chiffonné, s'il se pare, pour le bal, de fleurs délicates, telles que le muguet, les boutons de rose, le jasmin, tandis qu'il serait écrasé sous les lourds bouquets de marguerites, de roses à mille feuilles ou de pavots.

Les nuances du gros jaune au jaune paille vont très bien aux brunes. Les fleurs de cette couleur, dans leurs cheveux noirs, les rendent charmantes; tandis qu'avec cette nuance, une blonde paraîtrait livide. Pour celles-ci, le bleu, le vert tendre, le lilas, le rose, le bleu foncé surtout font ressortir l'éclatante blancheur de leur teint.

Presque toutes les couleurs conviennent aux brunes claires, car ordinairement elles sont également fort blanches ; l'animation de leur peau est souvent admirable, et sans crainte, elles peuvent porter le bleu comme le ponceau.

Autant les corsages à demi-montans sont disgracieux en rétrécissant la poitrine, autant il est ridicule, on pourrait même dire indécent, de voir ces corsages si décolletés qu'ils étalent la saillie des omoplates. Placez vos épaulettes à la naissance de l'épaule, bien !... Mais que jamais elles n'aient l'air de glisser ou pour mieux dire de menacer de tomber jusqu'au coude ; c'est indécent, aussi n'est-ce que de préférence chez les Anglaises que cette mode se fait remarquer.

La mode veut parfois des robes traînantes jusqu'à terre : il y a peu temps, la mode voulait qu'on les portât à mi-jambe; dans le premier cas, une femme a l'air empêtrée; dans le second, elle vous rappelle les danseuses de l'Opéra. Est-il donc raisonnable de se réduire à ces excès ?

On ne saurait trop conseiller le bon goût, il doit sans cesse présider à la toilette d'une femme qui tient à ce qu'on ait une bonne opinion d'elle, et à plus forte raison aux jeunes personnes, dont la décence est une des plus belles qualités.

II.—DU LINGE.

La beauté du linge est la premiè-re condition d'une toilette : sa finesse et sa blancheur font ressortir l'ensemble de la mise.

Rien ne donne meilleure opinion de l'ordre, du goût et du soin qu'une femme a de sa personne, que celui d'avoir son armoire au linge rangée symétriquement.

Le désordre, au contraire, donne l'idée de la paresse et souvent de la saleté.

C'est chose difficile, d'avoir une garde-robe en linge parfaitement composée, et si l'on pénétrait dans ce détail de la mise des dames et des demoiselles, on trouverait généralement bien moins de linge en proportion de tout ce qui est apparent.

Une trop grande quantité de tout ce qui change de mode, est une véritable folie; mais en fait de chemises, de mouchoirs et de bas, il n'y a pas de variation.

Ce qu'on appelle le linge se compose : de chemises, de mouchoirs, de camisoles, de jupes, de bas, de fichus, et de bonnets de nuit. Leur entretien doit être une occupation toutes les semaines ; elle doit se faire avant le repassage, si l'o : blanchit chez soi, ou avant de le donner au blanchissage. Le linge doit être si bien reprisé, qu'il n'y ait pas un point à faire, pas un cordon à mettre lorsqu'on veut s'en servir.

Partagée par douzaine, chaque chose doit être mise dans l'armoire de manière à ce que, revenant du blanchissange, elle se trouve toujours en dessous. Le linge pour lequel on prend cette précaution se repose et dure d'avantage, parce qu'il n'a pas l'inconvénient d'être porté encore humide, ce qui peut d'ailleurs occasioner de graves accidens.

Le vétiver, l'Iris et les sachets de plantes aromatiques parfument agréablement le linge.

Dans les tiroirs de commodes ou dans les armoires, il doit être rangé en piles selon chaque espèce. Une grande serviette, ou un morceau de toile, doit le recouvrir, surtout lorsqu'on a un trousseau bien complet et qu'on ne blanchit tout le linge qu'à des époques éloignées ; cela le garantit de la poussière, empêche l'évaporation des odeurs qu'on y met, et l'on peut sans crainte de le voir jaunir, avoir beaucoup de linge blanchi à la fois.

Pour tout ce qui est empesé, il ne doit pas en être de même. L'empois appliqué en trop grande quantité coupe le linge, et le brûle.

Il faut donc prendre un terme moyen qui consiste à *échanger* les objets salis et qu'on veut laisser reposer d'une saison à l'autre. On sait qu'*échanger* le linge est tout uniment de le passer à l'eau.

L'échangeage est absolument nécessaire pour les fichus et les robes d'été, cette opération les conserve et met à même d'en faire un paquet et de les remplacer dans l'armoire ou le porte-manteau par les robes d'hiver.

Ce qu'on nomme le trousseau d'une demoiselle, en fait de linge, diffère pour la finesse et la quantité selon la fortune et la position sociale du mari, ainsi, la femme d'un marchand qui s'occupe elle-même ou qui partage avec son mari les soins du négoce, ne peut avoir le même trousseau que la fille d'un Pair de France ; l'une ne s'habille que rarement en grande toilette ;

l'autre, au contraire, reste peu en négligé. Prenons donc le terme moyen et composons le trousseau d'une demoiselle qui ne restera pas oisive dans son ménage, mais qui chaque hiver ira au bal ou en soirées.

Deux douzaines de chemises en toile plus ou moins fine, une douzaine en percale pour l'hiver. Douze chemises de nuit, dont le haut est fait comme celles des hommes et le bas comme elles se font ordinairement ; enfin six ou douze chemises en toile de Hollande, ou en batiste pour *s'habiller*.

Six douzaines de mouchoirs de poche, dont une douzaine en batiste, brodés ou garnis de Valencienne, une douzaine à vignettes de couleur ou ourlés à jour, et les quatre autres en batiste plus ou moins belle.

Une douzaine de madras et une demi-douzaine de foulards.

Une douzaine de fichus de mousseline plus ou moins grands à mettre l'hiver sous la camisole.

Douze jupes en percale, dont quelques une garnies de valenciennes.

Six robes de dessous.

Douze camisoles garnies plus ou moins élégamment.

Douze bonnets de nuit, dont six du matin.

Six douzaines de paires de bas de coton, dont trois douzaines unis et deux douzaines à jour, six paires en fil d'Écosse, six autres paires en soie blanche, six à jour en soie blanche, six à jour en soie noire, et six unis, également en soie noire.

Trois ou quatre peignoirs blancs, et autant de robes de chambre.

Six corsets, dont deux à pattes, pour mettre au saut du lit.

Six ou huit chemisettes à mettre sur le corset.

Enfin une douzaine de fichus à cols rabattus ou montans.

Il est bien entendu qu'une femme soigneuse et laborieuse peut être toujours proprement vêtue avec un quart de moins de ce que nous venons d'énumérer, quoique ce soit, à quelques objets de luxe près, ce qui doit composer un trousseau bien ordonné, en fait de linge.

III. — DES CORSETS.

L'excessive justesse dans les vête-mens, cause la raideur, mortelle à la grace. Un trop grand *laisser-al-ler* est également nuisible. Le corps a besoin d'être soutenu ; non pas à l'exemple de nos aïeules qui portaient des *corps* baleinés en tous sens ; mais avec un corset qui ne gêne ni le corps ni les mouvemens, et qui cependant empêche la robe de plisser.

Une jeune personne dont la taille se forme a un besoin urgent d'un corset bien fait ; pour toutes les femmes, il est la base de la toilette ; on pourrait même dire de la tournure.

Une femme grasse ne doit jamais rester sans corset. Ceux faits avec de larges pattes sont commodes pour le matin et peuvent être faits avec les corsets à demi usés et déformés. Ceux avec des cordons ont l'inconvénient d'être chaque jour noués. Deux pattes en haut, deux autres en bas suffisent pour maintenir même un grand corset.

Les corsets sans épaulettes conviennent aux personnes sanguines en ce qu'ils ne gênent ni les mouvemens ni la circulation du sang. Celles qui ont besoin d'être soutenues doivent avoir des épaulettes en élastique végétal, ou tout au moins une demi-épaulette. On en trouve de toute faites, rue des Fossés-Montmartre, près la place des Victoires.

Les élastiques formés de fils de cuivre disposés en spirale très-serrée, ont l'inconvénient de se remplir de vert-de-gris; l'élastique végétal n'a pas cet inconvénient, et l'on retire chaque jour de grands avantages de sa précieuse application. L'étoffe que forme ce genre d'élastique se lave comme le reste du corset. Les jeunes personnes faibles et les malades ne devraient porter que des corsets dont le devant est presqu'en entier de ce tissu.

Lorsqu'on a le malheur d'être plus ou moins contrefaite, on peut fort bien, sans craindre d'être accusée de coquetterie ou de ridicule, chercher à dissimuler cet état disgracieux.

L'habitude de broder au métier, de coudre, de dessiner ou d'écrire long-temps de suite, fait que beaucoup de jeunes personnes , et de femmes même, ont l'omoplate droite plus saillante que la gauche ; dans ce cas, il faut porter des corsets un peu plus montans sur le dos, et si cette défectuosité était un peu forte, il serait bien de garnir le corset, à gauche, au niveau des premiers œillets, d'un ou deux morceaux de ouate, de filasse de chanvre, ou de lin. En doublant les deux côtés d'un morceau de peau blanche, le corset peut être vu sans qu'on ait l'ennui d'une réflexion maligne; car elle aura l'air d'avoir été mise dans le seul but d'empêcher la baleine de percer le corset et de blesser.

Si cette défecutosité formait une grosse saillie, il faudrait alors s'adresser à une faiseuse en réputation, car avec toute l'adresse possible, on ne pourrait pas arranger soi-même son corset. Dans tous les cas, une chose bien essentielle, est d'avoir toujours, par devant, quatre goussets bien profonds.

IV. — DE LA CHAUSSURE.

Une chaussure bien faite rend la marche plus légère et plus facile; elle ajoute à la grace d'un joli pied d'abord et ensuite à la démarche en général. Elle indique l'habitude des soins de toilette et de propreté. Elle doit être constamment d'une élégance recherchée, quoiqu'en rapport avec les circonstances et la saison.

La mode permet qu'on porte encore une chaussure carrée par le bout. Souhaitons que cette coutume se maintienne, car le pied souffre horriblement dans ces chaussures pointues, dont il n'a pas la forme, et qui le mettent comme dans un étau.

N'auriez-vous que des pantoufles avec votre robe de chambre, elles devront être de forme gracieuse; en tapisserie au petit point, en drap brodé, ou mieux que tout cela en velours noir, pendant l'hiver, et en maroquin brillant pendant l'été.

Les pantoufles du matin sont dispensées d'être parfaitement assorties au degré de parure.

Les souliers ouatés nommés *douillettes* sont une chaussure lourde et épaisse, ils ne peuvent être mis que par une belle gelée ou en voiture.

Les brodequins sont la chaussure la plus élégante ; l'usage peut en paraître coûteux, mais les dames économes peuvent les faire remonter, c'est-à-dire, faire remplacer le soulier à la partie lacée qui ne s'use presque jamais.

Les dames devraient toujours porter des souliers couverts et un peu plus longs que le pied : rien ne lui prête plus d'avantages et ne soutient aussi bien ses mouvemens.

On se met souvent à la torture pour faire paraître le pied plus petit. Quand donc se persuadera-t-on que l'accord parfait entre toutes les parties du corps constitue seul la beauté de chacune.

La mode des guêtres s'est presque passée depuis que les brodequins ont la vogue; cependant elles sont fort commodes, et même indispensables pour les promenades de campagne; elles soutiennent le pied, préservent le bas de la poussière et l'on est enchanté, en rentrant, de le retrouver blanc en se débarrassant de la guêtre qui vous aura évité plus d'une égratignure.

Les souliers trop étroits et trop courts donnent des cors et des durillons; ils engorgent souvent les jambes, rendent la démarche contrainte, incertaine et donnent une fort mauvaise tournure. Un peu plus long qu'il ne le faut rigoureusement, le pied ayant une tendance à s'allonger, trouve à se loger sans être comprimé en tous sens.

Les souliers noirs sont bien préférables et de meilleur goût que ceux de différentes couleurs; ceux en peau anglaise, couleur cantharide, sont les seuls bien portés.

Un soulier de satin noir mis avec des bas de soie blancs, sont la chaussure qui sied le mieux.

Les bas doivent toujours être exactement justes. Trop courts ou trop étroits ils sont gênans : dans le premier cas, ils compriment les doigts de pied et les font paraître de travers; dans le second, ils rougissent la peau du coude-pied et la sillonnent de marques qui s'aperçoivent à travers les bas tissus à jour, enfin ils s'usent beaucoup plus vite.

S'ils sont trop longs, on est forcé

de rentrer le bout et de le mettre sous la plante du pied, ce qui est extrêmement incommode et contribue à le grossir.

En province, plus qu'à Paris, on est dans l'usage de garnir le talon des bas; comme rien ne donne plus l'air d'une pièce, qu'une garniture haut montée, il faut au moins avoir le soin de la faire carrément et de manière à ce qu'elle ne dépasse pas le soulier.

Tous les bas d'une bonne ménagère doivent recevoir, le long de la couture, une ganse plate et fine dans le but de prévenir la rupture des mailles, lorsqu'on se chausse. En laissant dépasser cette ganse de trois ou quatre pouces, elle servira à attacher les bas quand on les donne au blanchissage.

Si l'on veut être ce qui s'appelle

bien chaussé, il faut avoir le soin de tenir ses bas extrêmement bien tendus sur la jambe; car les plis qu'ils forment lorsqu'lis sont lâches sont très disgracieux.

Les bas noirs sont indispensables avec une robe noire, sont de bien mauvais goût avec des robes de couleur, claire surtout.

Les jarretières en élastique végétal sont bien plus douces à porter que celles en élastique ordinaire. On a adopté tout récemment une espèce de boucle-coulant qui permet de serrer la jarretière à volonté et n'a pas l'inconvénient des boucles à crochet qui se désagraffent quelquefois en marchant.

Rien de plus inconstant que la forme des chapeaux; elle change deux ou trois fois par an, de même que celle des nœuds et la pose des fleurs et des plumes.

Malgré la variation de la mode, vous remarquerez toujours qu'une femme de bon ton la modifiera suivant sa taille et son genre de physionomie; jamais vous ne lui verrez un chapeau d'une mode exagérée.

Pour la conservation des chapeaux, les caisses dans lesquelles il y a un carton roulé cloué sur une petite planche, sont bien préférables aux cartons dont les champignons à peine cousus retombent en peu de temps.

VI.—DES GANTS.

C'est une mode fort essentielle que celle des gants. Ils entretiennent la beauté de la main et la défendent des injures de l'air et de la piqûre des insectes.

Même en négligé, une femme comme il faut ne peut se dispenser de porter des gants.

C'est une erreur de croire que les gants à bon marché sont moins coûteux. Il est si disgracieux et si commun d'avoir des gants larges, qu'il faut pour les avoir justes les prendre de belle qualité; alors ils se tendent sur la main sans se déchirer et se salissent moins vite. Il est aussi plus facile de les nétoyer.

(Voyez pour cela les diverses recettes que nous donnons dans notre quatrième partie.)

IV. — DES BIJOUX.

La belle et infortunée Marie-Stuart apporta la prémière en France, de très beaux diamans; la mode en devint aussitôt générale à la cour; mais elle passa avec la jeune reine, et, soit inconstance, soit rareté, soit peut-être respect pour un douloureux souvenir, les diverses tentatives que l'on fit alors pour les remettre en vogue ne purent réussir.

Dès le commencement du règne de Louis IV, les diamans reparurent. Le fastueux monarque en parsema ses habits de fête. La reine elle-même en couvrit ses vêtemens. Les diamans s'employèrent dans les aigrettes, les bracelets, les bagues et les agraffes; jusqu'aux jours où la révolution de 93 se prépara, leur vogue se soutint.

Sous l'empire, on reporta beaucoup de diamans. Il n'était pas de corbeille de mariage qui ne contînt un écrin plus ou moins riche.

Aujourd'hui, on en porte fort peu; les jeunes personnes jamais, et les dames seulement en boucles d'oreilles, en Ferronnière ou bandeau. Quelquefois en Sévigné, bagues et bracelets.

En fait de colliers appelés rivières, on ne les voit plus qu'à la cour, encore leur préfère-t-on des parures en pierres de fantaisie.

Tour à tour la mode a prêté son appui à différentes parures; ainsi le corail, les perles, l'acier, les pierres de couleur, les cheveux, les antiques, les mosaïques, les pastilles du sérail, le fer même ont été montés avec art et élégance; mais le diamant n'a jamais perdu son prestige ni son prix, et quoique la chimie soit parvenue à produire une pierre aussi pure que le diamant, celui-ci reste encore le plus riche ornement d'une toilette d'apparat.

On doit ranger la montre au nombre des bijoux quoiqu'elle ne soit plus portée qu'en négligé. Les plus jolies sont émaillés et doivent toujours être assez plates pour pouvoir être mises dans la ceinture.

La lorgnette de spectacle et le binocle ne comportent d'autre luxe que la finesse de leurs verres. Le nacre, l'écaille et le vermeil en font tous les frais.

DE L'ENSEMBLE ET DE L'HARMONIE EN FAIT DE TOILETTE.

La toilette est l'auxiliaire de la beauté, le palliatif de la laideur ; l'appui de la santé ; la toilette, envisagée sous toutes ses faces, nous a paru préparant le bonheur et le plaisir.

Cependant, comme l'abus des meilleures choses équivaut à l'emploi des pires, force nous est de convenir que le goût de la toilette porté à l'excès, chez les femmes, entraîne quelquefois à sa suite de graves inconvéniens. Nous allons essayer d'en signaler quelques uns, car dans un traité du genre de celui-ci, il ne doit pas suffire d'enseigner ce qui est bon à faire, il faut encore signaler ce qu'il est indispensable d'éviter.

Une taille fine et déliée est pleine de charmes dans une jeune personne; mais ce qui en fait surtout le prix, c'est l'abandon. La plupart des femmes cependant, pour renchérir sur la mode donnent à leur tournure un air raide et guindé; elles font de leur corset des étaux, se martyrisent, perdent leurs grâces, leur fraîcheur; on le leur dit, elles le savent, mais elles ne peuvent se résondre à *porter plus d'un tiers.*

Si l'habitude de la toilette annonce l'amour de l'ordre, le respect de soi-même, celui des autres; si elle dénote la régularité dans la conduite et dispose aux plus favorables préventions, elle entraîne aussi à sa suite, il faut en convenir, un défaut presque inévitable, c'est l'excès de délicatesse.

Dans ce monde, où rien n'est stable, où tant d'événemens se succèdent, il faut bien se garder de contracter des habitudes trop enracinées de recherches. Qui sait à quelles épreuves le destin nous réserve? qui sait si ces besoins, ces exigeances factices, sources de petits momens de félicité, ne deviendront pas un jour le sujet de regrets et de douleurs.

La toilette a pour base la propreté, mais non la mollesse; elle doit favoriser la beauté, mais c'est la santé, avant tout, qu'elle doit affermir.

TROISIÈME PARTIE.

—

DE LA MODE EN GÉNÉRAL.

L'œil se fait à tout : ce qui paraît ridicule au premier abord, est adopté généralement peu de tems après. Ne cède-t-on pas toujours à l'autorité du plus grand nombre ; et ne semblerait-il pas bizarre de ne pas suivre, à quelque modifications près, ce qu'on appelle la mode ?...... La mode ! grâce à ce seul mot, tout n'est-il pas convenable et beau ? Ce tyran qu'on est convenu d'appeler la mode, n'a-t-il pas ses mystères, ses bizarreries, sa laideur même, qui souvent n'est pas un motif de non succès.

Permis aux femmes qui ont une grande fortune d'adopter immédiatement et sans réflexion les modes nouvelles, l'industrie y gagne toujours ; mais si on ne veut pas dépenser autant de temps que d'argent, il est bon d'attendre et surtout de savoir choisir, car le moyen de porter des dessins exagérés, des formes baroques et souvent désavantageuses, sans courir le risque de paraître ridicule.

Le grand charme de la toilette est une élégante simplicité, l'art de faire valoir ses agrémens sans paraître y prétendre, et de tout régler selon le genre de grace qui vous est départi.

Il y a beaucoup de personnes qui, avec tous les élémens d'une toilette confortable, s'habillent

fort mal et parfois même ridicule-
ment.

On trouve de tout dans les riches
magasins de MM. Delille et autres, hors, une chose qui ne se
vend ni ne se donne : *l'art de se
bien mettre.*

Un reproche pourrait être fait à
nos fabricans et à nos marchands
de Paris ; c'est qu'ils n'expédient
pour les départemens, et surtout
pour les plus éloignés de la capitale, que des objets qui, pour la
plupart sont passés de mode depuis long-temps. On peut en dire
autant de nos journaux de modes,
dont les gravures sont souvent la
charge du goût du jour.

Qu'on s'étonne ensuite de l'ac-
coutrement de nos provinciales

lorsqu'elles arrivent à Paris pour la première fois ? Les dames de nos villes de premier ordre peuvent faire exception ; mais à l'œil exercé des gentilles Parisiennes, il est difficile de ne pas démêler en elles un cachet tout particulier.

Aussi, nous donnons un bon conseil à celles qui ont du goût : qui sera tout simplement de prendre le *mezzo termine* des modes du jour.

Ne confondons jamais le luxe avec l'élégance ; car, sur une personne sans goût richement vêtue, celle qui l'emportera toujours sera celle qu'on appelle *bien mise*.

Enfin la mode a été, et sera de tout temps, une arme puissante entre les mains des gens assez habiles pour savoir la diriger ; il n'est rien de plus gracieux et de plus laid qui n'ait eu son temps de vogue; et l'on serait vraiment fort surpris si l'on voulait rechercher dans ses annales toutes les bizarreries, les sottises et les ridicules qu'elle a souvent jetés sur l'espèce humaine.

TOILETTE DES DAMES ET DES DEMOISELLES.

Ce qui peut expliquer pourquoi les dames sont plus fastueuses dans leur toilette que les demoiselles, c'est leur âge, ensuite leur position dans le monde, et enfin la protection de leurs maris.

Une grande simplicité peut avoir une sorte de recherche qui, si elle n'est pas portée à un point extrême, prouve l'adresse et l'amour du travail d'une jeune personne.

Notons la différence qu'il doit exister sur les principaux objets de toilette.

Les chapeaux. Ceux en belle paille d'Italie ornés d'une ou plusieurs plumes, d'un esprit, ou de marabouts, selon le goût du jour; les *berrets parés*, les *petits chapeaux retroussés*, les *bonnets de blonde* garnis de fleurs, les *voiles de blonde* ou de point d'Angleterre, ont le privilège des dames.

Les *chapeaux de paille anglaise* ou d'étoffe, selon la saison, garnis d'un simple ruban, conviennent seuls aux demoiselles.

Que mettra cette dernière pour le jour de son mariage, si sa trop indulgente mère lui laisse porter des robes de velours, de satin, de crêpe de Chine, de blonde ou de

tul brodé en application de Bru-
xelles ?

Il est à remarquer que les jeunes personnes les mieux élevées,
quelle que soit la fortune à laquelle elles peuvent prétendre, sont
toujours d'une simplicité extrême
dans leur mise.

Pour l'appartement ou la campagne, vous leur verrez, l'été, une
simple robe de guinguam, de jaco-
nas ou de toile imprimée ; en toilette, une robe blanche de percale anglaise brochée ; au bal, une
robe de mousseline, d'organdi ou
de tul de coton.

Pour le printemps, l'automne et
l'hiver, des robes de marceline,
de châlis uni ou de mérinos.

Les grands châles de cachemire
vrais ou faux, et ceux en blonde

seraient déplacés. On peut en dire autant des écharpes en blonde noire ou blanche et de celles en cachemire.

Une jeune fille portera convenablement des châles et des écharpes en crèpe de Chine ; celles de gazé, de bourre de soie, ou ces jolis petits châles dits *cachemires du Thibet*, en fine laine et soie, seront bien.

Pour l'hiver, les manteaux légers seront toujours de mode en ce qu'ils n'affaissent pas la toilette.

DES GESTES, DE LA GRACE ET DE LA RAIDEUR.

L'abbé Delille disait : « Que les » gestes étaient la parure du dis- » cours et donnaient de la phy- » sionomie aux paroles. » En effet, nul ne savait mieux que lui suppléer, par l'action, à l'insuffisance du discours et rendre en quelque sorte sa pensée palpable.

Dans le monde, on rencontre des gens qui, à l'imitation des Italiens, croient rendre leurs gestes comiques, spirituels, énergiques et qui ne sauraient dire quelques mots sans gesticuler : ils feraient croire, si l'on n'entendait pas le son de leur voix, qu'ils sont attaqués d'une maladie nerveuse.

Si, chez quelques personnes gracieuses dans leurs mouvemens, cette manie est supportable, elle est tout au moins déplacée chez une jeune personne.

Les grands gestes sont de mauvais ton ; les gestes mignards sont désagréables. Malgré soi on ressent de l'impatience à voir cligner les yeux, pincer les lèvres et grimacer pour la chose la plus simple. L'afféterie est insupportable.

Les gestes gracieux, qui n'ont rien de forcé, et déterminés par l'inspiration, ajoutent à l'agrément de la figure et donnent de la physionomie au maintien.

Dans beaucoup de salons on voit confondre la gravité et la bonne tenue avec la raideur. Il faut éviter tout ce qui tient à l'exagération : le naturel donne seul la grâce.

Une tenue naturelle est presque toujours gracieuse; elle est l'annonce d'une bonne éducation ; elle est également éloignée de la trivialité et de l'affectation. L'aisance, dans le maintien est simple et noble tout à la fois.

Cette grâce plus belle encor que la beauté !

a dit le bon Lafontaine ; et en effet une personne laide devient jolie lorsque son ensemble est gracieux.

TRANSITIONS.

La vie, comme l'année, est marquée par quatre transitions : l'enfance, la jeunesse, la maturité et la vieillesse : rien ne nous saurait exempter d'en subir les conséquences ; il suffit, au reste, d'un peu de philosophie pour s'y résigner ; le plus difficile est d'apprendre à mettre à profit les avantages qu'on peut en retirer.

Dans l'enfance, la toilette nous intéresse fort peu ; l'amour maternel doit veiller à ce qu'elle soit en tout subordonnée aux règles prescrites par une hygiène bien combinée.

A la sortie de pension, une robe courte, le petit tablier à corsage et les pantalons mis de côté, suffisent pour nous placer au niveau de la jeunesse; alors certain désir de paraître jolie, fait de la toilette un besoin, un plaisir, une occupation.

En effet, la mode, pour une jeune femme, est une reine ou une esclave; car elle la soumet à ses lois si elle ne peut lui en dicter; mais quand a sonné la quarantaine, il faut, quelle que belle qu'on soit, commencer à savoir à propos heurter certains arrêts de la mode, sous peine de ridicule.

En changeant dès ce moment l'ensemble de sa mise, l'expression de ses mouvemens, de sa démarche, on voit arriver inaperçue la cinquantaine; puis enfin la vieillesse accourt sans laisser de regrets.

Les salons fourmillent de ces vieillards et de ces femmes qui ne veulent pas vieillir. Les cheveux teints, vêtus comme leurs petits enfans, maniérés, prétentieux, répétant à tout propos qu'ils ont la tête et l'imagination jeunes, ils renoncent ainsi, par un fol entêtement, à inspirer ce respect, ces attentions dont on aimerait à les entourer.

L'âge mûr, ses travaux, ses idées, doivent modifier la direction donnée à la toilette : dans ce cas, la vieillesse est là, et avec elle vient un tranquille *désillusionne-*

ment pour ceux qui ont su ménager les transitions de la vie.

En général, l'âge produit deux effets opposés: ou l'extrême embonpoint, ou l'excessive maigreur.

Avec une habile femme de chambre ou une bonne couturière et aidée d'une ferme résolution, on tire également parti de l'une et de l'autre. Des robes de couleur foncée, des bijoux de prix, de beaux cachemires, un ensemble de toilette simple, mais riche, donnent tout d'abord un air grave, qui parfois assure des succès qui ne laissent pas regretter les triomphes de la première jeunesse.

Il faut avouer que, pour les femmes surtout, ce passage subit est terrible : cependant, avec un peu de raison, elles ne devraient le considérer que comme le passage du plaisir au bonheur.

Que de regrets, que de soupirs, que d'indécisions avant de s'avouer à soi-même que l'on n'est plus jeune!... Puis, que de soins, de précautions, de mystères pour le cacher aux autres ?

Si les femmes savaient combien de petites félicités entourent une jeune et franche vieillesse, elles ne regretteraient pas un temps qui n'est plus, et qui passe pour toutes; puis elle se prépareraient surtout à mille autres jouissances et enfin à la tranquillité pour la dernière des transitions.

ENTENTE D'UNE CORBEILLE DE MARIAGE.

Dans le siècle où nous vivons,

siècle positif s'il en fut, on donne bien moins qu'autrefois de ce qu'on appelle *corbeille de mariage*.

Cependant, c'était un beau jour pour la jeune fille, que celui où son père et sa mère lui faisaient admirer tout ce qu'elle contenait!..... Si cet usage passe dans quelque branche de la société, il est encore en vigueur dans la haute aristocratie et chez les riches négocians.

C'est à la composition de la corbeille qu'on mesure le degré de mérite et quelquefois la dose d'affection qu'on doit avoir pour un futur. Que de fois, cependant, n'est-on pas trompé sur les causes qui ont dirigé le choix de ce qu'elle contient.

Une grande fortune, quelquefois

seulement la position dans le monde, règlent le contenu de la corbeille ; ainsi , bien que les cachemires aient été mis à peu près de côté depuis que les manteaux ont été reconnus comme étant un vêtement indispensable , on ne serait pas excusable si on n'y mettait pas un ou deux cachemires de l'Inde et deux cachemires Ternaux de différentes grandeurs ;

Une écharpe en blonde blanche, qui sert ordinairement *de barbe* pour la coiffure de la messe de mariage ;

Une mantille noire en dentelle et une seconde en blonde blanche;

La robe de noce en point d'Angleterre ou en application.

Celle du bal en blonde blanche

ou en grenadine à dessins satinés:

Deux robes pour les visites d'étiquette ; deux autres pour celles à faire aux parens et aux intimes ;

Quelques robes de fantaisie, selon la saison;

Des mouchoirs brodés et garnis de valenciennes et de malines ;

Deux éventails, des ceintures ;

Des gants, etc. ;

Puis une boîte contenant des bourses, des éventails et des petits souvenirs, en assez grand nombre pour pouvoir être distribués aux parens, aux témoins et aux amis qui assistent à la sigature du contrat.

Enfin l'écrin, contenant une ou deux parures des magasins de nos plus élégans bijoutiers, et un baguier d'une douzaine de bagues plus ou moins précieuses, quoiqu'on en mette bien moins qu'il y a quelques années.

DES DEUILS CONVENABLES.

Chez presque tous les peuples de l'antiquité, le jeûne, les macérations, la mort même, suivaient celles des époux, des pères, des amis.

A Paris, il semble tout aussi rude de renoncer aux bals, au spectacles, aux réunions. Peut-être est-ce pour cela que l'usage a permis d'abréger cette déférence, ce respect, pour ceux qui ne sont plus.

En province, le temps du deuil est presque doublé : chaque province a ses usages et l'on doit s'y soumettre.

C'est dans le cœur et non dans les vêtemens qu'est le véritable deuil; mais il faut éviter tout ce qui peut être un scandale pour les autres, par l'oubli des convenances de soi-même. Ainsi il ne convient pas de se mettre en évidence au spectacle en grand deuil, d'aller au bal, ou dans de nombreuses réunions.

Pour la perte d'un père, d'une mère, de ses aïeux, d'un beau-père ou d'une belle-mère, dans presque toute la province, le deuil est d'un an : à Paris, il ne se porte que six mois.

Le deuil de veuve se porte deux ans en province, treize mois dans la capitale.

Pour un oncle, une tante, un frère, ou une sœur, le deuil était jadis de six mois; il est maintenant de trois mois seulement. Celui des cousins ou cousines germaines n'est pas obligatoire; cependant, par déférence ou par amitié, on le porte six semaines ou un mois.

Le deuil a trois degrés: le grand, le petit, et le demi-deuil.

Pour le premier, on porte des robes de laine, des fichus et des châles sans garnitures; un bonnet ou une capote en crêpe extrêmement simple; chaussure et gants noirs; un long voile de crêpe à large ourlet; et, pour tout bijou, une boucle de ceinture en fer bronzé ou verni.

Pour le second, les robes en soie, les fichus en crêpe lisse, le chapeau en gaze laine, soie ou velours; les parures en jais.

Les étoffes mélangées de noir et de blanc, le gris; les robes blanches avec ceinture et châles noirs ou gris ; les chapeaux blancs avec fleurs ou rubans lapis, sont les vêtemens du petit deuil, il s'achève avec les parures en perles, ou en fer de Berlin.

Le petit deuil se prend ordinairement à la moitié du temps fixé.

Pendant les six premières semaines du grand deuil, il serait inconvenant qu'on vous vît aux spectacles, aux assemblées; de recevoir des visites de cérémonie. Les amis intimes, seuls, sont admis, et ce n'est qu'après quarante jours qu'on doit rendre ses visites.

Une femme en deuil, pour cause de veuvage, le quitte, si elle se remarie et ne le reprend plus. Si elle est en deuil d'un père ou de tout autre parent, elle quitte le deuil ce jour-là ; mais elle le reprend, ainsi que son mari, dès le lendemain.

Si l'on assiste à un mariage, et que l'on soit en deuil, l'usage veut qu'on le quitte seulement pendant la cérémonie.

QUATRIÈME PARTIE.

—

CONSIDÉRATIONS GÉNÉRALES SUR LE CHOIX DES APPARTEMENS, LEUR ENTRETIEN ET LEUR SALUBRITÉ.

Puisque nos habitudes nous portent à rester claquemurées les trois quarts de notre vie, rappelons-nous ce vieil adage : *Nos maisons sont nos prisons.* C'est donc à nous principalement, mesdames, à prévoir et à veiller à tout ce qui peut les rendre saines et agréables; en un mot, à tâcher d'embellir notre cage de manière à ce qu'elle ne nous offre ni dégoût ni regrets.

Grâce à Dieu, nous n'en sommes plus au tems de nos aïeux qui se logeaient dans des rues étroites, et par conséquent dans des maisons sombres, dont les escaliers tortueux, et plus sombres encore, étaient de véritables casse-cous. Nos croisées ne ressemblent plus à ces vitrages enchâssés dans l'étain qui ne laissaient pénétrer qu'un jour vague et douteux.

Les progrès de l'art ont tout embelli. Les appartemens des simples particuliers sont devenus commodes, souvent même élégans et toujours propres, bien que sous ce dernier rapport nous n'ayons pas encore atteint cette propreté parcimonieuse de nos voisins du Nord, où tout est, chaque jour, lavé, fourbi, frotté et ciré jusqu'au seuil de la porte. Chez nous, si la cire ne brillante pas les parquets, c'est que de sompteux tapis garnissent nos appartemens; il n'est pas jusque chez la modiste, l'ouvrière ou le pauvre concierge où l'on ne trouve au moins une descente de lit.

Dans le choix d'un appartement, il faut également consulter l'hygienne, sa position sociale et sa fortune.

Les appartemens situés au levant ou au sud ont l'aspect le plus favorable. Les premiers rayons du soleil purifient l'air, et le vent d'est est le plus sain.

Dans nos climats doux et tempérés, le midi est encore salutaire, et si l'on peut, en été, y redouter la chaleur, il est facile de s'en garantir en fermant hermétiquement, à l'heure où le soleil y darde, les fenêtres et les volets; combien d'ailleurs n'est-on pas dédommagé de ce rare inconvénient dans les autres saisons de l'année. Au printemps et en automne, n'y jouit-on pas d'une douce température, et en hiver le froid y est-il moins âpre que dans toute autre exposition?

A l'ouest, la pluie single et laisse une humidité nuisible à beaucoup de tempéramens. Enfin, au nord, il vient un air sec qui ne peut convenir qu'à certaines complexions.

C'est une grave erreur de penser que le feu des cheminées et celui des poêles peuvent suppléer à l'action vivifiante de la chaleur du soleil, dont les rayons purifient l'air et le renouvellent tout à la fois. C'est donc au midi ou à l'est que les chambres à coucher doivent être ouvertes, de préférence, comme étant les plus salubres. Dans un appartement, la présence du so-

leil, outre son influence salutaire,
l'embellit, l'égaie, le colore; les
draperies ont plus d'éclat, le brillant des parquets, celui des meu-
bles, le poli des glaces présentent
des effets de lumière plus purs,
plus chatoyans; cependant le soleil
ne doit jamais y régner en maître;
car à la longue il fane les rideaux
et les tentures. Des jalousies ou des
persiennes hermétiquement fer-
mées sont indispensables dans les
appartemens en plein midi.

Si la distribution intérieure est
une chose essentielle, la propreté
ne l'est pas moins. En principe,
pour être sain, un logement doit
être suffisamment spacieux et éle-
vé; dans ces entresols si bas, et ces
combles lambrissés, l'air est inces-
samment altéré par la respiration.

Les appartemens élevés peuvent

être froids, mais tandis que les autres abrègent la vie, ceux-ci la prolongent. Si donc vous habitez des pièces basses, faut-il au moins qu'elles soient spacieuses.

Les soins minutieux qu'on donne aux appartemens, semblent augmenter chaque jour; en cela nous sommes plus soigneux que ne l'étaient nos pères. On sait que le luxe et la magnificence des palais sous Louis XIV n'empêchaient pas qu'ils ne fussent fort mal tenus sous le rapport de la propreté, si l'on s'en rapporte à le correspondance de la duchesse d'Orléans, mère du régent. On y lit : « Que le « Roi et Monsieur étaient habitués, « dès leur enfance, à la saleté de « l'intérieur des maisons, en sorte « qu'ils ne croyaient pas que cela « pût être autrement. »

Quelque progrès que nous ayons fait en propreté, nous sommes sous ce rapport, loin encore d'égaler les Anglais, les Hollandais et les Belges, nos voisins. Chez eux le pauvre comme le riche tient également à ce que le pavé qui entoure sa maison, le seuil de sa porte, les escaliers, les parquets soient parfaitement lavés, séchés et frottés chaque jour. Nous avons lu quelque part, que l'empereur Charles-Quint visitant la Hollande, s'arrêta dans un village, et que frappé de l'excessive propreté de la pièce dans laquelle le recevait un des notables, il lui témoigna le désir de visiter la chambre à coucher de sa femme; mais que le brave homme s'excusa en priant Sa Majesté d'attendre qu'il ait été lui en demander la permission. Alors se rendant près d'elle il lui fait part du désir de l'empereur. Celle-ci réfléchit un instant, hésite, puis enfin s'écrie: *Non! je ne le puis permettre, l'empereur ne voudrait pas se déchausser.*

En effet, en Hollande, les femmes ont un tel soin de leur chambre particulière, que le mari même n'y entre point avec ses souliers. Aussi trouve-t-on dans les vistibules, bon nombre de pantoufles de lisière ou de chaussons de drap.

On peut diviser en trois spécialités les appartemens de Paris: appartemens de maître, appartemens de ménage, et appartemens de garçon. Dans les premiers, l'élégance et la commodité ne laissent rien à désirer. C'est là que l'architecte et le tapissier se plaisent à développer toutes les ressources de leurs talens et de leur imagination; là on peut juger du bon goût et de la fortune du maître. Celui-ci est ordinairement composé d'un premier et second antichambres, d'un salon de réception et d'un petit salon d'attente, de trois ou quatre chambres à coucher, d'autant de chambre d'amis, d'un boudoir, d'une bibliothèque, d'une salle à manger et d'une salle de billard : il faut encore ajouter l'appartement de la femme de charge, la cuisine, l'office, deux chambres de domestiques au moins, deux remises, une écurie et dépendances, souvent un jardin ou moins une terrasse.

L'appartement de ménage est en tout plus restreint, mais il comporte tout ce qui peut rendre la vie douce et confortable. Là tout est moins somptueux ; tout est soigné,

commode et d'une gracieuse simplicité.

Pourvu que l'appartement de
garçon ait deux ou trois pièces, il
peut y être convenablement, surtout si la femme de ménage ou le
portier qui le servent sont eux-mê-
mes soigneux et intelligens.

CONVENANCES A OBSERVER DANS L'ORDONNANCE DU MOBILIER.

Les rapports qui doivent exister
entre le mobilier, l'âge et la mise,
méritent bien quelqu'attention. Un
jeune ménage peut impunément
avoir un ameublement tout-à-fait
moderne ; mais lorsqu'arrive la
cinquantaine, ce serait un con-
traste que d'avoir des draperies
aux couleurs tendres et un ameublement offrant trop d'élégance ou
d'éclat. La négligence de cette pru-

dente omission, un peu triste à la la vérité, produit un fâcheux effet; car le visiteur, en entrant pour la première fois dans un salon blanc et or à rideaux et ameublement bleu céleste, se représente tout naturellement une jeune femme fraîche et riante. La porte s'ouvre lentement et lui laisse voir une douairière à la tête remuante, au tour symétriquement frisé sur un front ridé. Certes ce visiteur pourra bien reculer de trois pas, s'il ne reste tout stupéfait. Au contraire, si une sage prévoyance a fait admettre de bonne heure des couleurs plus sévères, il ne peut qu'être agréablement surpris; la maîtresse de la maison, quelque vieille qu'elle soit, semble rajeunie à ses yeux.

Si enfin nous apportons un soin minutieux dans le choix des cou-

leurs de quelques chiffons de cour-
te durée, combien n'est pas important celui d'un ameublement au
milieu duquel on doit en quelque
sorte passer sa vie.

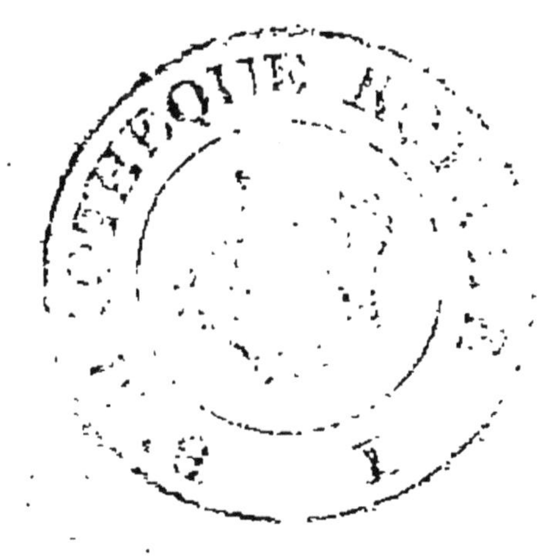

APPENDICE.

—

BLONDE-IMITATION.

La blonde est un des objets le plus dispendieux de la toilette d'hiver.

La fausse blonde s'éraille promptement et présente une masse hérissée du plus désagréable aspect.

Ce que nous appellerons *blonde imitation*, n'aura pas l'inconvénient des broderies en reprises, ni la cherté des blondes en application de Lyon.

Supposons une blonde pour faire une mantille : achettez un demi-lès d'une aune et demie de long, de ce qu'on appelle *tulle illusion* (que les marchands détaillent depuis qu'on porte des demi-voiles), choisissez-le de belle qualité, c'est-à-dire en soie *corcée*, car les tissus trop légers ou trop fins, n'auraient pas assez de solidité et de durée, puisque cette blonde-imitation se blanchira parfaitement si elle a été faite avec soin et à *points pressés*.

Achettez encore de ce qu'on appelle de la gaze-blonde et choisissez bien vos dessins. Découpez la en petits morceaux carrés, si ce sont des dessins détachés; ou bien en bandes, si ces dessins sont en guirlandes.

Après avoir fixé votre *tulle illusion* sur un papier vert ou jaune, vous faufilerez votre gaze par dessus; puis avec une soie torse et très fine, vous tracerez le bord du dessin.

Avec la même soie vous ferez, par dessus le tracé un petit cordonnet pour fixer le dessin sur le tulle : le soin que vous apporterez à ce travail donnera plus ou moins de solidité à la blonde, si vous la faites blanchir. Votre dessin une fois entouré, vous passerez à points devant, sur ce cordonnet, une soie *demi-torse* et plus grosse, ce qui imitera parfaitement le liséré des dessins de la véritable blonde : une pareille soie devra être employée, pour marquer le bord des dents, sur le cordonnet qui aura été fait.

Pour donner plus de clarté à votre dessin, il faudra çà et là, tracer des œillets percés avec un poinçon plus ou moins gros et à distances égales, selon le dessin que vous aurez choisi : on peut faire de cette manière un *semi*.

Après avoir découpé les dents de la blonde à deux lignes de distance du dessin , il faut faire un *point de froncé* formant un autre petit cordonnet après lequel vous coudrez le *picot*. Cette précaution est nécessaire pour que les réseaux du tulle ne s'échappent pas.

Lorsque votre blonde sera *démontée* de dessus le papier, il sera très facile de découper à l'envers les fleurs, puisque le tulle a de grands réseaux qui permettent d'y introduire facilement les ciseaux.

De la même manière, on peut se faire de très jolis demi-voiles, et si vous ne tenez pas à faire blanchir votre blonde, les points qui fixent le dessin peuvent être faits plus légèrement encore.

Dans tous les cas, il est nécessaire de mettre une bande de papier de soie sur votre ouvrage au fur et à mesure que vous avancerez, car

l'important est d'obtenir une blonde fraîche.

MOYEN DE MÉTAMORPHOSER LES SOULIERS DE SATIN BLANC EN SOULIERS DE PEAU ANGLAISE.

Voici la saison des bals et des soirées, et tout le monde n'a pas dix
ou cinquante mille livres de rentes;
pourtant chacune de nous aime ces
plaisirs. On veut y paraître, sinon
belle, du moins *bien*, et mise avec
goût : comment faire si la fortune
ne permet pas d'étaler un grand
luxe, ou si une mère prévoyante
voulant donner à ses filles des idées
d'ordre et d'économie, a d'avance
fixé le budget qu'elles doivent dépenser annuellement pour leur toilette, en leur fixant une pension
toujours trop modique au gré de
leurs désirs. Elles sont presque
toujours obligées de calculer pour
ne pas la dépasser, et elles se dé-

solent en songeant à ces mille riens si fragiles, à ces robes que deux ou trois bals auront fané sans qu'elles puissent mettre à profit ce qu'il en reste (ne fût-ce que pour faire une doublure) à ces souliers blancs qu'un seul bal aura salis. Eh bien ! mesdemoiselles, voici une recette ou procédé, si simple en lui même, que nous ne l'eussions pas indiqué ici, si toutes les jeunes personnes à qui nous en avons parlé ne nous avaient remercié de notre idée qui, en fait d'économie de toilette, mériterait peut-être un brevet d'invention.

Lorsque vous avez des souliers de satin blanc qui ne sont plus assez frais pour être portés avec une jolie toilette, secouez, frappez ces souliers l'un contre l'autre afin de faire disparaître la poussière ou les taches que des danseurs maladroits auront imprimé dessus.

Quand ils n'auront plus de poussière, essuyez-les encore avec un linge, puis à l'aide d'un petit pinceau, allez chercher au fond d'une bouteille de cirage anglais l'espèce de bourbe qui s'y dépose ordinairement, pour que le soulier ne soit pas trop mouillé, ainsi que cela arriverait, si vous vous serviez du cirage ordinaire; puis étendez, en petite quantité, cette bourbe sur une brosse molle, frottez-en légèrement le soulier dans le sens du satin et par deux fois consécutives, sans le laisser sécher; puis avec le pinceau passez le long de la bordure du soulier, en ayant soin de ne pas mettre de cirage en dedans, car cela salirait vos bas. Pendant qu'un soulier s'imprègne, enduisez le second; frottez ensuite avec une seconde brosse propre et sèche, et vous obtiendrez un très beau luisant, qui le deviendra bien davatage encore à la seconde opération, et vos souliers auront vraiment, à s'y méprendre, l'air de cette chaussure de peau anglaise couleur tête de nègre qu'une femme de bon ton peut porter en tout temps.

Vous trouverez à cet effet de très bon cirage anglais chez M. Langlois, passage du Caire, n. 3o, qui a pris pour enseigne : *Au goût de briller.*

DES GANTS GRAS.

Les personnes dont la peau est fine et facile à irriter; celles qui sont sujettes aux engelures, éprouvent, pendant l'hiver, des accidens qui, sans être graves, sont douloureux ou tout au moins gênans. Celles surtout qui sont laborieuses auront remarqué que, lorsque les doigts sont gercés, il leur est impossible de faire des ouvrages délicats. Les gants gras portés la nuit, plus ou moins long-temps, selon la gravité des gerçures, rendent à la peau sa douceur habituelle.

Quelques personnes ont l'habitude de préparer elles-mêmes les gants gras avec des jaunes d'œuf, de l'huile d'amandes douces, de la teinture de benjoin et de l'eau de de rose. Mais les gants ainsi préparés ne valent jamais ceux qu'on trouve tout prêts chez les parfumeurs et les marchands de nouveautés. On ne réussit pas toujours à les bien préparer, et ils coûtent par conséquent aussi cher.

L'usage des gants de Suède, pendant le jour et la nuit, lorsque les mains ne sont pas fortement gercées, suffit pour les rendre douces.

NETTOYAGE DES GANTS.

Il est de fort bon ton d'avoir toujours des gants propres et frais ; cependant quelqu'envie qu'on en ait, cette dépense se renouvelle si souvent, qu'il peut être utile (aux demoiselles surtout) d'indiquer quelques moyens de les nettoyer.

Pour nettoyer à sec les gants glacés, posez-les sur une planche bien propre ; après en avoir alongé les doigts, répandez dessus de l'argile à dégraisser, bien sèche, mélangée avec moitié d'alun en poudre ; frottez avec un linge ou de la flanelle, puis faites tomber, avec une petite brosse, cette poussière : frottez-les de nouveau avec du son sec et du blanc d'Espagne. Enfin après les avoir encore secoués, essuyez-les avec de la flanelle. S'ils ne sont pas trop sales, il suffira de les frotter avec de la gomme élastique.

Les gants non glacés se nettoyent avec de la mie de pain bien sèche, comme on s'y prend pour effacer un dessin au crayon.

PATÉ ÉCONOMIQUE POUR LES MAINS.

Après avoir pelé quelques pommes de terre jaunes, et de nature farineuse, faites-les cuire dans l'eau ou mieux, à la vapeur; écrasez-les ensuite pour les délayer avec du lait. Cette pâte remplace avec succès la pâte d'amande; mais elle ne peut se conserver plus de deux ou trois jours.

POMMADE POUR LES LÈVRES.

Une pommade bien simple, est de couper, en petites parcelles, un peu de cire vierge et de la faire fondre dans une carte sur la lumière, avec de l'huile d'amandes douces, ou avec de l'huile d'olive ; et puis versez-la, tandis que la fusion est chaude, dans une boîte ou sur une carte.

Les pommades préparées exprès par les parfumeurs sont toujours préférables.

POMMADE DE CONCOMBRE.

La seule pommade de concombre donne à la peau de la souplesse et de la fraîcheur ; elle est salutaire dans les diverses affections de la peau : en voici la recette.

Râpez des concombres blancs, dans une égale quantité d'huile d'amandes douces : mettez ce mélange dans un vase de porcelaine ou d'argent ; faites-le chauffer au bain-marie, en l'agitant avec une cuiller ; retirez le vase au moment où l'ébullition va commencer, et passez le résidu à travers une étamine. Remettez ensuite cinq ou six fois la même huile sur de nouveaux concombres râpés et retirez toujours le vase avant que le bain-marie ne soit arrivé à l'état d'ébullition.

Cette pommade ainsi préparée, toute simple qu'elle est, sera onctueuse et d'une éclatante blancheur. Si on veut en conserver quelques pots, on les couvre d'une légère couche de sain-doux qui garantit la pommade de l'influence de l'air.

NETTOYAGE ET ENTRETIEN DES BIJOUX.

Plus les bijoux sont délicats, plus ils demandent de soins. Ainsi quoiqu'ils soient constamment tenus dans une boîte et recouverts de coton ; ils se terniront plus ou moins vite en raison de la quantité d'alliage qui se trouve dans leur composition.

Il suffit, pour leur rendre de l'éclat, de jeter ces objets dans l'eau bouillante, dans laquelle on aura mis du sel ammoniac.

Pour le diamant monté à jour, on prend, pour le nettoyer, une carte de visite non vernie qu'on déchire en deux ; puis on en fait un petit rouleau qu'on introduit dans le creux formé par la monture du diamant.

Les pierres précieuses, comme les bijoux en or ou en acier, doivent être préservées de l'humidité. On les entretient en les essuyant avec un morceau de peau du côté plucheux. L'acier se dérouille à l'aide d'un mélange d'huile d'olive et de suie tamisée.

Parfums pour les Appartemens.

PASTILLES A LA VANILLE POUR BRULER.

Poussière de charbon passée au tamis de soie. . 1/2 l.
Poudre pure de vanille. 2 onc.
Clous de girofle en poud. 1 onc.
Sel de nitre. . . . . 1 onc.
Storax. . . . . 1 1/2.
Oliban en larmes. . . . . 1 1/2.
Gomme Galbanum . . . 1 1/2.
Essence de vanille. . . . 1
Toutes ces poudres devront être extrêmement fines ; mélangez et mettez-les dans un verre d'eau de rose dans laquelle vous aurez fait dissoudre deux gros de gomme adragante. Formez ensuite des pastilles avec ce mélange et laissez les

sécher un quart d'heure seulement sur des feuilles de papier. Enfermez-les ensuite dans des boites en séparant chaque couche d'un petit rond de papier, puis quand vous voulez vous en servir, faites-les brûler dans un brûle-parfum de bronze. Il est bien entendu qu'on peut réduire de moitié ou du quart, chacune de ces poudres, si l'on veut une moins grande quantité de pastilles.

MANIÈRE DE REMETTRE LES RUBANS A NEUF.

Il suffit d'avoir noué deux fois les brides d'un chapeau, pour qu'elles soient chiffonnées. Fort souvent aussi les rubans de gaze, frais encore, mais qui, par un accident ou un emploi quelconque, se trouvent froissés, sont mis de côté, parce que le fer à repasser, dont on se sert habituellement pour les déchiffonner, les a entièrement ramolis. Eh bien, il est un moyen bien simple de leur rendre l'apprêt qu'ils ont perdu, il ne s'agit que de faire bouillir de l'eau dans une casserole ou tout autre vase, quand elle est en pleine ébulition ; présentez votre ruban à la vapeur en le faisant tenir bien étendu par l'un des bouts, tandis que vous le tenez de l'autre ; aussitôt que la vapeur a pénétré le ruban, changez-le de place sans y toucher. Une minute suffit pour le sécher après et lui redonner l'apprêt qu'il semblait avoir perdu lorsqu'il était chiffonné.

Renseignemens divers.

—

Nous craindrions de ne pas avoir complété ce petit ouvrage, autant que le permet son format, si nous ne donnions ici les diverses adresses des persones qui, par leur talent reconnu et leur bon goût éprouvé, doivent nécessairement coopérer à cet ensemble de toilette, auquel une femme distinguée ne saurait trop s'attacher.

COUTURIÈRES EN ROBES.

Si nous devons mettre en premiére ligne, Mesdames Victorine Pierrard et Palmire, d'autres artistes se distinguent également par le soin qu'elles apportent aux ouvrages qu'on leur confie ; et comme toutes les dames n'ont pas à faire faire que des robes et des manteaux de cour, nous leur recommanderons spécialement des couturières qui, tout en demandant beaucoup moins cher pour la façon des robes qui sortent de leurs ateliers, ne les confectionnent pas moins avec un soin et un goût parfait.

Dans cette seconde cathégorie, nous citerons en première ligne une élève de la fameuse madame Huchez, madame Héricault, couturière en robes, rue du Faubourg-Poissonnière, 14. Cette dame qui, en fait de modes est constamment à *l'ordre du jour*, si nous pouvons nous exprimer ainsi, possède l'avantage inappréciable d'apporter une exacte économie dans l'emploi des étoffes et des tissus qui lui sont confiés, et ses prix de façon sont des plus modérés ; elle se charge également des commandes pour la province.

MARCHANDES DE MODES.

Après les HERBAULT, les COROT et les BEAUDRANT, il faut distinguer Mesdames :

LAROCHELLE, rue de Choiseul, 3.

MURE, rue de Menars, 8.

ROUSSEAU-LEBLANC, place de la Bourse, 31.

Mais quant aux dames qui veulent avoir de jolis chapeaux et cependant apporter toute l'économie désirable à leur toilette, elles devront s'adresser à Mesdemoiselles de FAYOLLES, élèves de Mme THOMAS, rue Neuve-St-Augustin, 37. Leurs chapeaux surtout rappellent le genre et la bonne école dont elles sortent.

PAPETIERS-MARCHANDS DE NOUVEAUTÉS.

Giroux, rue du Coq-S.-Honoré.

Susse, passage des Panoramas et place de la Bourse.

On trouve dans ces magasins un assortiment des plus complets en articles nouveaux, de goût, recherchés, et de fantaisie, ainsi que les articles de dessin et de peinture.

LIBRAIRE.

Delloye, directeur du dépôt central de la librairie, rue des Filles-Saint-Thomas, n. 5.

On trouve dans ce vaste basar, qui est ouvert au public tous les jours, tout ce qu'on peut désirer en livres rares et élégans, ainsi qu'en musique, reliures, etc. etc.

PARFUMEURS.

GELLÉ frères, rue des Vieux-Augustins, n. 35.

Les cosmétiques que nous réprouvons dans le cours de notre ouvrage, sont ceux dans la composition desquels entrent les acides minéraux. Ceux de MM. Gellé frères n'ont pas cet inconvénient, et leur emploi est tellement avantageux, que nous n'hésitons pas à en faire l'éloge.

On trouve chez ces parfumeurs renommés les articles les plus recherchés en essences et en parfums. L'espace ne nous permet de citer que les articles suivans, inventés ou perfectionnés par eux.

EAU D'ALBION, SERVANT PARTICULIÈREMENT A LA TOILETTE DES DAMES. — Dans un voyage que MM. Gellé frères firent à Londres, ils y surprirent le secret d'une eau que les ladys anglaises regardent comme universelle, et dont l'usage est général parmi elles. L'analyse qui en a été faite par de savans chimistes, nous a mis à même d'en apprécier les véritables propriétés. Aussi cette eau a-t-elle été en quelque sorte francisée et prenons-nous sur notre responsabilité d'en prescrire l'usage à nos compatriotes, sous la qualification *d'Eau d'Albion.*

Cette eau, qui doit servir plus particulièrement à la toilette des dames, a cet avantage que, jetée par quelques gouttes dans une assez grande quantité d'eau ordinaire, elle répand une odeur d'une exquise suavité, adoucit et assainit la peau, de manière à lui donner un caractère inaltérable de jeunesse et de fraîcheur;

nous la recommandons surtout pour l'usage des bains : employée de cette manière, elle facilite l'éjection de la transpiration, et par cela même préserve des maladies dont l'épiderme est souvent affecté; nous prescrivons donc également cette nouvelle production comme mesure sanitaire.

RÉGÉNÉRATEUR GELLÉ FRÈRES,

POUR FAIRE POUSSER LES CHEVEUX, LES EMPÊCHER DE TOMBER, LES FORTIFIER ET LES EMBELLIR. — Faire pousser les cheveux, les épaissir, les empêcher de tomber, les fortifier et les embellir, telles sont les qualités incontestables du RÉGÉNÉRATEUR.

D'une odeur douce et incorruptible, le Régénérateur répand sur toutes les têtes où les racines capillaires existent, un germe qui se propage et finit par reproduire une belle chevelure. Quant à la manière d'employer avec succès le Régénérateur, il faut avoir soin de séparer les cheveux par mèches et de les enduire de cette composition jusqu'à la racine, en faisant la plus grande part aux places dégarnies. L'opération du soir surtout ne doit point être négligée; la végétation des cheveux y gagnera puisqu'elle sera toujours alimentée.

EAU DE COLOGNE PERFECTIONNÉE. —Cette eau balsamique, vulnéraire, spiritueuse est douée du parfum le plus suave. Formulée avec le soin qu'exige une préparation aussi compliquée, les propriétés généralement connues de l'Eau de Cologne en ont fait une eau merveilleuse. Mais sans nier que les eaux élaborées par le grand nombre de chimistes et de parfumeurs qui se sont spécialement occupés de sa composition, possèdent toutes les vertus qui lui sont propres à un degré plus ou moins éminent, celle de MM. Gellé frères mérite peut-être une préférence sur celle de ses nombreux rivaux parce que, riches déjà des lumières de leurs prédécesseurs, et aidés de procédés plus exacts, ils ont trouvé un résultat dans la composition de leur Eau-de-Cologne qui, seule, est digne d'obtenir les éloges que nous nous plaisons à lui donner.

ELIXIR DE ROSES, ET POUDRE VÉGÉTALE POUR LA BOUCHE ET LA CONSERVATION DES DENTS. — Cet Elixir, composé de sucs de Roses et de tout ce que le règne végétal offre de plus précieux, a la vertu de raffermir les dents chancelantes, de les conserver saines, d'arrêter les progrès de la carie, d'apaiser la douleur, de donner de la fraîcheur à la bouche et de lui laisser un parfum des plus agréables. Il empêche l'haleine de se corrompre, et neutralise la mauvaise.

Quant à la poudre, composée de végétaux formés en petits grains, elle a, par sa consistance, la vertu d'enlever le tartre; les petits grains de cette poudre se dissolvant lorsqu'ils sont pressés, ils ne peuvent endommager l'émail des dents, ni les gencives, mêmes les plus sensibles.

POUDRE DE CEYLAN.—La poudre de Ceylan est agréable au goût, saine pour la poitrine et ne comporte aucun acide; l'effet qu'elle produit sur l'émail des dents est aussi prompt que durable. Elle rend l'haleine suave et douce.

EAU DENTIFRICE.—Composée de

substances anti - scorbutiques et dotée d'un alkali détersif, aromatisée par la sève du kina d'Elide, cette eau pourrait être appelée *le trésor de la bouche.* Légèrement étendue sur les gencives, cette eau les dégorge et les colore. Portée sur les dents avec une brosse douce, elle les conserve et les ravive, en leur ôtant ainsi ce que l'on nomme avec justesse le levain d'une mauvaise haleine. Les lèvres se colorent par son impression; le goût, l'odorat même s'en avivent.

VINAIGRE BALSAMIQUE DE FLORENCE.—De tous les vinaigres composés pour la toilette, celui de *Florence* est le seul, peut-être, qui se distingue avec avantage de ceux connus jusqu'à ce jour; ses éminentes propriétés le font regarder comme indispensable sous le rapport de la propreté. C'est un oxymel doux, apéritif et très-rafraîchissant. Quelques gouttes versées dans un demi-verre d'eau suffisent pour en former un très-beau lait virginal, qui s'emploie avec succès pour les ablutions journalières et les bains.

CRÈME DE PERSE POUR RAFRAICHIR LE TEINT.— La douceur et la blancheur de la peau doit être l'objet des soins les plus assidus d'une femme.

Le secret de la composition de la *crème de Perse* n'est pas encore divulgué, et les imitations qu'on a essayées jusqu'à ce jour n'ont que fait ressortir davantage l'excellence de sa composition. Venant directement d'Ispahan, MM. Gellé la garantissent pure, et nous la recommandons avec assurance.

CRÊME COSMÉTIQUE D'AMANDES AMÈRES (SAVON LIQUIDE), POUR LES MAINS ET LES BAINS.

— Extraite d'amandes choisies, de parfaite qualité, purifiée avec soin, la crême d'amandes amères, d'une odeur délicieuse, d'une couleur agréable, d'un moëlleux parfait, est, sans contredit le détersif le plus utile. Il est d'un usage facile et se conserve long temps.

Nota. Tous ces cosmétiques sont accompagnés d'imprimés qui indiquent la manière de s'en servir.

CHARDIN, rue du Bac, n. 12.

Gervais CHARDIN, boulevard des Italiens, n. 15.

FLANDIN, rue de Richelieu, n. 61,

HOUBIGANT-CHARDIN, rue du Faubourg St.-Honoré, n. 19.

LABOULLAYE, rue de Richelieu, n. 93.

Lubin, rue Sainte-Anne, n. 55.

Prévost, rue de Richelieu, n. 51.

On trouve dans ces riches magasins tous ces élégants articles de goût et de fantaisie qui forment le complément obligé de la parure des dames.

COIFFEURS.

Nous citerons en première ligne, Messieurs

Ferd. Croizat (breveté), rue de l'Odéon, n. 33.

Édouard, rue de Choiseul, n. 8.

Mariton, rue Saint-Honoré, 244. Ses coiffures gracieuses sont toujours en harmonie avec les physionomies de sa nombreuse clientelle. On trouve chez lui un assortiment complet de peignes.

Nardin, rue des Martyrs, n. 45.

Normandin, passage Choiseul, 19.

Aubril, au Palais-Royal (galerie

de Valois, 138 et 139), tient en outre tout ce qui concerne la coiffure, et dans un second magasin, les dames trouveront un assortiment complet de fort belles ceintures, de rubans et de *ces riens* aussi jolis qu'indispensables et que la mode impose à qui veut suivre ses caprices.

MILLIÈRE, successeur de MICHALON, galerie d'Orléans, 9; tient également un magasin de nécessaires et d'objets de fantaisie.

Les frères CHEVALIER, coiffeurs de l'académie royale de musique, demeurant: le premier rue Cadet, le second, rue de Provence, 3, méritent de notre part une mention toute particulère: nous les recommandons aux dames qui veulent un bon coiffeur, au mois ou à la séance. Rien de plus lisse que les bandeaux qu'ils arrangent ; rien de plus correct que les mattes qu'ils tressent.

Fouché, Palais-Royal, galerie de Richelieu, n. 7.

Foulard, rue de Richelieu, n. 97. Tient assortiment d'objets de toilette.

Paris renferme encore une foule d'artistes coiffeurs que notre petit cadre ne nous permet pas de citer.

FIN.

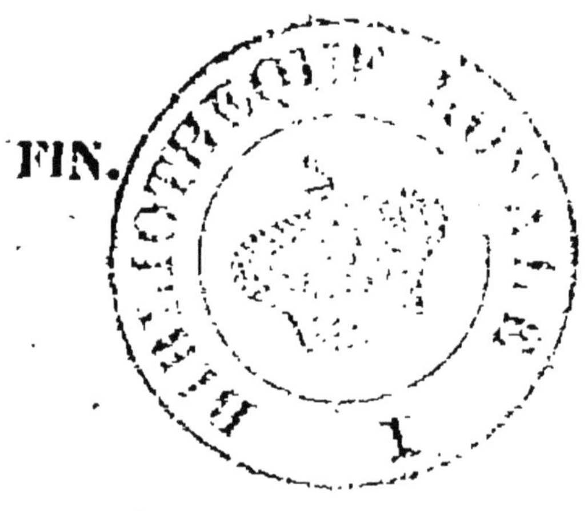

Imprimerie de Parit, rue S.-Denis, u. 380.

TABLES DES MATIÈRES.

www.ingramcontent.com/pod-product-compliance
Ingram Content Group UK Ltd.
Pitfield, Milton Keynes, MK11 3LW, UK
UKHW021730090726
13657UKWH00002B/622